DE LA

CANTHARIDINE

(ÉTUDE CHIMIQUE ET PHYSIOLOGIQUE)

—

THÈSE

PRÉSENTÉE ET SOUTENUE A L'ÉCOLE SUPÉRIEURE DE PHARMACIE

Le   mai 1869

POUR OBTENIR LE GRADE DE PHARMACIEN DE 1re CLASSE

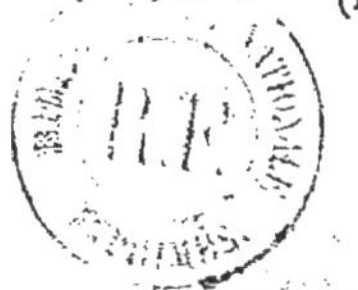

PAR Laurent LISSONDE

Né à Pau (Basses-Pyrénées)
Interne des hôpitaux et hospices civils de Paris,
Membre de la Société d'émulation pour les sciences pharmaceutiques.

PARIS

A. PARENT, IMPRIMEUR DE LA FACULTÉ DE MÉDECINE
31, RUE MONSIEUR-LE-PRINCE, 31
—
1869

ÉCOLE SUPÉRIEURE DE PHARMACIE

ADMINISTRATEURS.

MM. Bussy, directeur;
Chatin, professeur titulaire;
Chevallier, professeur titulaire.

PROFESSEUR HONORAIRE.

M. Caventou.

PROFESSEURS.

		PROFESSEURS DÉLÉGUÉS DE LA FACULTÉ DE MÉDECINE
MM. BUSSY...............	Chimie inorganique.	
BERTHELOT.........	Chimie organique.	MM. Bouchardat.
LECANU.............		Gavarret
CHEVALLIER........	Pharmacie.	
CHATIN.............	Botanique.	
A. MILNE EDWARDS.	Zoologie.	
N.................	Toxicologie.	
BUIGNET............	Physique.	
PLANCHON..........	Histoire naturelle des médicaments.	

AGRÉGÉS.

MM. Lutz.
    L. Soubeiran.
    Riche.
    Rouis.

MM. Grassi.
    Baudrimont.
    Ducom.

Nota.— L'École ne prend sous sa responsabilité aucune des opinions émises par les candidats.

PRÉPARATIONS PHARMACEUTIQUES.

Teinture alcoolique de cantharides :

    Cantharides conc.,   100
    Alcool à 80°,   1,000

Teinture éthérée de cantharides :

    Éther acétique,   100
    Cantharides pulv.,   10

Huile de cantharides :

    Cantharides concas.,   100
    Huile d'olives,   1,000

Extrait alcool. de cantharides :

    Cantharides,   100
    Alcool à 60°,   800

Cantharidine :

    Cantharides,   1,000
    Alcool à 90°,   q. s.

Acide benzoïque par sublimation :

    Benjoin amygdaloïde,   500
    Sable fin,   500

Benzoate de soude :

    Acide benzoïque,   100
    Soude caustique,   q. s.

Sous-nitrate de bismuth :

    Bismuth purifié,   200
    Ac. nit. offi. à 1,42,   450
    Eau distillée,   150

Bismuth purifié :

    Bismuth du commerce,   200
    Nitrate de potasse,   20

Lactate de fer :

    Lactate de chaux,   100
    Sulfate ferreux,   195
    Eau,   q. s.

A LA MÉMOIRE

DE MA MÈRE

———

A MON PÈRE

Témoignage de la plus vive affection.

A MES FRÈRES ET A MES SŒURS

MEIS ET AMICIS

A M. JUSTIN CAZAUX

Mon premier maître en pharmacie.

A MESSIEURS BYASSON, FERMONT, VIALLA

Pharmaciens en chef des hôpitaux.

A MESSIEURS VULPIAN, LEGRAND DU SAULLE,

LIÉGEOIS, FERREOL, MAURIAC,

MES CHEFS DE SERVICE PENDANT MON INTERNAT.

Salpêtrière, 1865. — Bicêtre, 1866-1867. — Hôpital du Midi, 1868-1869.

Je prie ces Messieurs d'agréer ce faible hommage de ma reconnaissance pour la bienveillance qu'ils m'ont toujours témoi-
guée.

A M. BENOIT,

Pharmacien à Joigny.

Amical souvenir.

A MES AMIS

A MES COLLÈGUES DANS LES HÔPITAUX.

INTRODUCTION.

Les insectes vésicants constituent, à eux seuls, une des plus importantes familles parmi les animaux articulés, tant par leurs caractères distinctifs, que par l'heureuse application qu'ils trouvent en thérapeutique.

La cantharide officinale, et tous les coléoptères de cette tribu ont été fort bien étudiés et décrits au point de vue zoologique : leur structure, leur anatomie, leurs mœurs, tout nous est aujourd'hui connu, jusqu'aux phases mystérieuses de leur vie évolutive.

Il n'en est pas de même quant à leur analyse chimique : depuis le remarquable travail de M. Robiquet, en 1810, annonçant au monde scientifique la découverte de la cantharidine, il n'existe pas, à vrai dire, de mémoire ayant pour but spécial l'étude de cette substance, à laquelle certains insectes doivent une activité curative toute particulière.

J'ai essayé, sinon de combler, au moins de restreindre cette lacune que présentait l'histoire des vésicants : les propriétés physiques et chimiques de la cantharidine, son extraction, son dosage, et surtout sa formule, tels sont les principaux points que je me suis appliqué à résoudre : son action physiologique, son emploi médical, sa recherche en toxicologie sont encore autant de questions que j'ai traitées avec soin.

D' utres, après moi, viendront sans doute compléter cette étude : puisse-t-elle, en leur donnant les premiers documents, faciliter leur tâche et concourir, pour sa faible part, à une connaissance plus parfaite de l'histoire chimique des insectes vésicants.

Qu'il me soit permis ici de témoigner toute ma reconnaissance à M. le Dʳ Byasson, pharmacien en chef des hôpitaux, dont les savants conseils m'ont été si utiles dans mes recherches, et dont la bienveillance ne m'a jamais fait défaut.

DIVISION DU TRAVAIL.

1° Histoire naturelle des vésicants.

2° Etude chimique.

3° De la cantharidine.

4° Procédés d'extraction ; dosage de la cantharidine (*mylabris sidæ*).

5° Localisation du principe actif dans l'insecte.

6° Altérations que subissent les cantharides avec le temps.

7° Action de la cantharidine sur l'économie animale.

8° Son emploi médical. — Toxicologie : sa recherche dans le cas d'empoisonnement.

DE

LA CANTHARIDINE

(ÉTUDE CHIMIQUE ET PHYSIOLOGIQUE)

CHAPITRE PREMIER.

HISTOIRE NATURELLE.

Historique. — Dans les nombreux écrits que nous a légués l'antiquité, nous retrouvons déjà quelques faits intéressants sur la notion et l'application médicale des insectes vésicants : Hippocrate, Galien, en indiquaient l'emploi dans diverses maladies, et Pline nous apprend que certains débauchés de Rome ou d'Athènes faisaient usage des vertus aphrodisiaques des cantharides, pour ranimer leur virilité éteinte, et donner ainsi à leurs sens affaiblis les plaisirs d'une jeunesse factice.

Malgré le vague et l'obscurité qui règnent encore sur cette question, il est à supposer que l'espèce, dont les anciens préconisaient les propriétés, était moins la cantharide officinale qu'une variété de mylabre, probablement même le mylabris cichorii, fort répandu en Italie,

en Grèce et en Orient : « Porro efficassissimæ sunt, quæ
variæ videntur, quæ habent in pennis transversas lineas »
(Diosc.). Le mot Κανθάρις doit être pris dans une accep-
tion générale; il peut s'appliquer, par son étymologie,
à tous les insectes dont les ailes sont cachées comme
dans un étui, et, par cela même, à une foule de coléoptères, sans désigner spécialement les cantharides.

Si maintenant nous quittons ces temps reculés, il
nous faut traverser bien des années, arriver même jusqu'à nos jours, pour retrouver les premiers vestiges
d'une étude entomologique des vésicants : longtemps
incertaine et confuse, leur histoire ne fut connue qu'a-
près les remarquables travaux de Linné, Latreille,
Geoffroy, Mulsant, Audouin, Léon Dufour, dont les sa-
vantes recherches parvinrent à découvrir les organes
imperceptibles qui président à leurs fonctions vitales.
Je vais tout d'abord esquisser rapidement les principaux traits de l'histoire naturelle des insectes vésicants.

Ils appartiennent à la tribu des trachelidès (*coléopt.
hétérom.*) et offrent pour caractères généraux :

<pre>
       ⎧   ⎧   ⎧ filiformes. . . . . 1º Cantharide.
       ⎪ normales.   ⎨ Antennes ⎨   ⎧ 11 articles. 2º Mylabre.
Ailes ⎨   ⎩   ⎩ claviformes. ⎨
       ⎪   ⎩ 9 id.   3º Cerocome.
       ⎩ nulles. . . . . 4º Meloë.
</pre>

Tête distincte du thorax, attachée au protothorax par
une sorte de col étroit — yeux ovales, situés sur les côtés
de la tête — ventre de six ou sept arceaux distincts — les
tarses antérieurs ont cinq articles, les postérieurs quatre
seulement; tous à crochets terminaux bifides.

Cette tribu comprend de nombreux genres, qui
eux-mêmes renferment une foule d'individus doués

pour la plupart d'une vertu spéciale et d'une action médicale très-énergique : il est à remarquer, comme l'avait
dit le D' Bretonneau, que, seule, la tribu des vésicants
possède la propriété épispastique. Quelques insectes, il est
vrai (*sitaris, zonitis, zenogmatus*), semblent en être totalement dépourvus ; mais, en dehors de cette tribu cantha-
ridienne, nul autre coléoptère n'est vésicant.

On a prétendu qu'aux Etats-Unis d'Amérique, il
existe une arachnide (*tegenaria medica*) d'une incontes-
table activité. Sans mettre le fait en doute, il reste entièrement à démontrer si ce phénomène n'est point dû
à quelque liquide âcre et corrosif, comme en secrètent
souvent les arachnides, ou bien réellement à la présence
d'un principe identique à celui que renferment les vésicants : certains meloës, lorsqu'on les tient entre les
doigts, laissent suinter de leurs articulations un liquide
visqueux, très-âcre, irritant, mais nullement épispastique.

Il est une période de la vie de ces insectes qu'il serait
difficile de passer sous silence : je veux parler des mé-
tamorphoses qu'ils subissent avant d'atteindre l'état
parfait : si la larve de la cantharide est encore mal connue, on peut toutefois supposer par analogie qu'elle
est sujette aux mêmes transformations que celle des
autres coléoptères de la tribu trachélienne.

Chez les meloës, le mâle, après un accouplement de
trois à quatre heures, se sépare de sa compagne en
laissant son pénis engagé dans la vésicule copulatrice
(Audouin). Ainsi fécondée, la femelle pond ses œufs en
nombre variable entre trois et quatre mille ; elle les
dépose dans des trous creusés dans le sol, les arrange
par tas, les recouvre de menus débris, et les abandonne

ensuite, laissant à la terre le soin de faire éclore les œufs qu'elle lui a confiés. D'après M. le Dr Byasson, le meloë proscarabée cacherait ses œufs dans la retraite souterraine du grillon des champs.

A son éclosion, la larve apparaît comme un petit corps cylindrique, blanchâtre, hexapode, sans mouvement. Ce n'est qu'au bout de quinze jours environ qu'elle commence à s'agiter, cherchant autour d'elle les premiers éléments de sa nourriture.

Obéissant à son instinct, cet insecte, encore à l'état rudimentaire, s'attache au corps de certains hyménoptères (*abeilles*, *antophores*, *osmies*) par les crochets aigus dont ses membres sont armés, et, ainsi fixé sur l'animal ailé, ne tarde pas à pénétrer avec lui dans sa demeure pour y dévorer les œufs et les jeunes larves qu'il y rencontre.

Tel était son but, telle est aussi la fin d'une des phases de sa vie évolutive. Une seconde transformation se prépare dans son être : la larve passe à l'état de nymphe. Elle s'endort dans la nouvelle demeure qu'elle s'est tissée, et, dans une immobilité complète, subit un mystérieux travail jusqu'au jour où, secouant sa torpeur, elle se réveillera insecte parfait, pourvu d'ailes tantôt aux couleurs les plus brillantes, comme les cantharides ; quelquefois aussi de robe sombre comme le sol sur lequel il doit ramper (*mel. proscarab.*).

Souvent, ces insectes se réunissent par troupes : les uns, mylabres, meloës, affectionnent les plantes des ombellifères et des synanthérées ; les autres viennent par essaims voltiger autour des troënes, des frênes, des lilas, dont ils dévorent en peu de temps le feuillage.

C'est là que la main de l'homme va chercher les can-

tharides en agitant l'arbre, le matin, alors que la fraî-
cheur de la nuit les tient encore engourdies : elles tom-
bent sur des linges disposés pour les recevoir, et imbibés
d'une certaine quantité d'acide acétique qui leur donne
une mort rapide. Le voisinage de ces insectes se décèle
par une odeur forte, nauséabonde. Leur récolte néces-
site quelques précautions, sans cependant exposer à de
grands dangers, comme on a bien voulu le dire.

La cantharide est l'espèce la plus généralement employée, du moins en Europe : elle nous vient de la Rus-
sie, de l'Allemagne et de l'Italie ; la France en fournit
aussi une certaine quantité au commerce. L'emploi de
la cantharide comme agent thérapeutique est par trop
exclusif : le myl. cichorii, fort en vogue en Orient, les
myl. sidæ, pustulata en Chine, pourraient être avantageusement usités en France ; j'ajouterai même que,
sans aller chercher au loin nos insectes vésicants, on en
trouve sur notre sol, dans notre pays, de nombreuses
variétés pouvant concourir au même but, remplacer
même la cantharide officinale, si jamais elle venait à
faire défaut.

J'ai cherché à établir ce côté utile et pratique, car les
cantharides semblent insensiblement vouloir disparaître
de nos contrées. Quelle est la cause d'un pareil phénomène ? je l'ignore ; mais le fait n'est que trop évident.
M. E. Benoit, parmacien à Joigny (Yonne), naturaliste
distingué, a daigné m'adresser à ce sujet quelques ren-
seignements : « C'est à peine, m'écrit-il, si la même per-
sonne qui en apportait à mon père de grandes quantités, pour être ensuite expédiées à Paris, peut aujourd'hui
en fournir assez pour les besoins des officines du lieu. »

Devant cette disparition graduelle d'un produit mé-

dical aussi important, il serait à désirer que l'usage de
certaines espèces vésicantes, tant exotiques qu'indigènes, s'introduisît peu à peu dans la pratique : la médecine y trouverait d'abondantes et faciles ressources.

CHAPITRE II.

ÉTUDE CHIMIQUE DES VÉSICANTS.

La connaissance chimique des vésicants date à peine
de notre siècle : avant cette époque, on ne trouve que
quelquès rares tentatives faites dans le but de découvrir
le principe actif auquel la cantharide doit sa puissance
et son emploi médical. Les résultats obtenus n'offrent
d'ailleurs rien de sérieux, rien de bien scientifique :
c'est ainsi que le professeur danois, Olaüs Borrachius,
dit avoir retiré par l'action du feu sur la cantharide, une
substance volatile, une huile et un charbon, expliquant
la vertu épispastique de l'insecte par les poils dont son
abdomen est couvert. L'achimiste Moyse Charas constata
aussi un sel volatil, qui n'est autre chose que du carbonate d'ammoniaque, qu'on obtient, par la distillation
à feu nu, de toute substance azotée animale, comme
l'est la cantharide : Lemery, Baglivi et autres, ne firent
connaître que l'insuccès de leurs recherches, ou leur
opinion personnelle plus ou moins entachée d'empi-
risme.

Deux travaux seulement sont dignes d'une attention
toute spéciale : si leurs auteurs n'atteignirent pas le but
qu'ils s'étaient proposé, ils n'en tracèrent pas moins

la voie que devait illustrer Robiquet, quelques années plus tard, par la découverte de la cantharidine.

Thouvenel, le premier en 1778, fit voir que l'action vésicante de la cantharide n'était point due indistinctement aux diverses matières composant le corps de l'insecte : il n'isola pas le principe actif, mais sépara par l'analye :

1° Une matière grasse verte odorante qu'il reconnut être vésicante ;

2° Une matière jaune qu'il nomma une cire imparfaitement élaborée ;

3° Une matière noire donnant à la distillation un sel volatil concret ;

4° Un parenchyme insoluble dans les dissolvants employés.

Beaupoil vint plus tard en l'an XI : il essaya tour à tour l'action de l'eau, de l'alcool et de l'éther sur la cantharide ; ses conclusions rappellent celles de Thouvenel. Toutefois, plus heureux que son prédécesseur, il constata l'acidité de l'infusion froide des cantharides, réaction qu'il attribua à de l'acide phosphorique : il tenta aussi la saponification de la matière grasse verte et se livra à l'analyse des éléments inorganiques ; il reconnut ainsi la présence du carbonate, du phosphate et du sulfate de chaux, du chlorure de calcium et de quelques traces d'oxyde de fer.

Tel était l'état de nos connaissances chimiques sur le sujet qui nous occupe, lorsque Robiquet, modifiant en quelques points la marche suivie par Thouvenel et Beaupoil, parvint à isoler un corps nouveau cristallisé, doué de propriétés particulières très-actives, et auquel Thompson donna plus tard le nom de cantharidine ; la

date de la découverte du principe actif des vésicants
est 1810.

Voici quelle est la série des opérations auxquelles se
livra Robiquet pour atteindre cet important résultat.

1° Traitement des cantharides par l'eau bouillante et
évaporation en consistance d'extrait.

2° L'extrait aqueux, repris par l'alcool, fut évaporé de
nouveau.

3° L'extrait alcoolique traité par l'éther, laissa déposer quelques cristaux encore impurs qui étaient de
la cantharidine.

C'est par ce procédé, que le savant chimiste, en expé-
rimentant sur la lytta vittata et vesicat., parvint à isoler
successivement :

1° Une matière grasse verte, insoluble dans l'eau,
soluble dans l'alcool, non vésicante ;

2° Une matière jaune, soluble dans l'eau, soluble
dans l'alcool, non vésicante ;

3° Une matière noire, soluble dans l'eau, insoluble
dans l'alcool, non vésicante ;

4° Un principe huileux, volatil, vésicant ;

5° La cantharidine.

Malgré toute l'imperfection de la méthode, le but
était atteint : pour la première fois, le principe actif des
cantharides se trouvait obtenu. En même temps, il fut
établi par Robiquet, contrairement à ce qu'avaient déjà
dit Thouvenel et Beaupoil, que les matières grasses,
jaune ou verte, n'étaient point vésicantes par elles-
mêmes.

Là d'ailleurs, ne s'arrêtent pas ses travaux ; confir-
mant l'assertion de Beaupoil sur l'acidité de la liqueur
cantharidale, Robiquet chercha à déterminer cet acide :

— 15 —

à cet effet, ayant employé l'ammoniaque, il obtint un précipité grenu de phosphate ammoniaco-magnésien. Comme il était difficile d'admettre la solubilité du phosphate de magnésie sans l'intervention d'un acide libre, Robiquet soumit un certain poids de cantharides à une longue macération dans l'éther à 60°, complétement neutre, et reconnut ainsi l'acide acétique; il s'assura même en répétant l'essai sur des insectes vivants, que cet acide n'était point celui qui aurait pu servir à leur donner la mort; enfin, outre l'acide acétique, il découvrit encore l'acide urique, mais seulement chez les insectes récemment récoltés.

Pour terminer cet exposé chimique sur les vésicants, j'ajouterai qu'Orfila a encore obtenu par la distillation des cantharides une huile volatile, d'une odeur âcre particulière, tout à fait analogue à celle qu'exhalent les insectes, et qui décèle de loin leur présence.

En résumé, l'analyse des cantharides a permis d'isoler les principaux éléments suivants :

Une matière verte, insoluble dans l'eau, soluble dans l'alcool, non vésicante. — Une matière jaune, soluble dans l'eau.— Un parenchyme insoluble.— Une certaine proportion de matériaux inorganiques. — Les acides urique et acétique. — La cantharidine. — Enfin, l'huile essentielle d'Orfila.

Après cette revue des travaux antérieurs sur la constitution des cantharides, je crois inutile de retracer ici mes expériences personnelles, dont les conclusions sont en tout conformes à celles de Robiquet; toutefois, je ne saurais passer sous silence quelques essais pleins d'intérêt sur les matières grasses et colorantes des cantha-

rides, surtout sur la matière verte qui a été pour moi
l'objet d'une étude spéciale.

Matière verte. — Décrite par Thouvenel, Beaupoil,
Robiquet, cette substance s'obtient facilement par l'action sur les cantharides de certains dissolvants, tels que
l'alcool, l'éther, mais surtout le chloroforme qui la
dissout presque sans mélange avec d'autres corps; dans
ces conditions, elle renferme encore empâtés dans sa
masse, d'abondants cristaux de cantharidine dont on la
débarrasse au moyen du sulfure de carbone : on obtient
ainsi une sorte d'extrait gras, semi-solide, d'une belle
couleur verte, soluble dans l'alcool, l'éther, le chloroforme, les corps gras; fusible à 35°, et se décomposant
vers 75° en répandant d'épaisses vapeurs.

M. Groesman (Ann. der chim.) s'est livré à de longues
et minutieuses recherches pour déterminer la constitution chimique de la graisse des cantharides ; il conclut
en disant qu'elle doit être considérée comme formée
par la combinaison des acides stéarique, oléique et mar-
garique avec la glycérine ; par conséquent analogue
aux autres corps gras naturels que nous connaissons.
§ La matière verte est saponifiable ; par son ébullition
prolongée avec un lait de chaux, elle donne lieu à la
formation d'un savon dur à base calcaire, comme avec
la soude ou la potasse, elle produit un savon mou, soluble dans l'eau. Le peu de quantité de matière ne m'a
point permis de séparer et de préciser avec soin la proportion de glycérine dans les produits de la saponification ; mais par l'évaporation des liqueurs, vers la fin de
l'opération, il est facile de constater l'odeur âcre et
répoussante de l'acroléine, caractéristique de la décomposition de la glycérine.

Cette matière grasse verte doit sa coloration à un principe particulier qu'il m'a été donné d'isoler entièrement : pour cela, j'ai dissous 45 gram. de savon à base de potasse dans 200 gram. d'eau distillée ; après avoir légèrement acidulé la solution par l'acide HCl, je séparai les acides gras ainsi précipités, et j'obtins après filtration une liqueur limpide, d'une belle teinte verte ; j'évaporai à siccité, et le résidu, mélange impur de cristaux de KCl et de matière colorante, fut repris par l'éther ; par son évaporation spontanée, ce dernier dissolvant laissa au fond de la capsule une matière verte, amorphe, résinoïde, s'agglutinant au bout d'un agitateur de verre, et d'un grand pouvoir colorant sur les corps gras.

Il ne faudrait pas croire que cette matière verte soit un élément constant dans la composition des insectes vésicants : particulière à la cantharide et à certains autres insectes, tels que les meloës, par exemple, elle ne se retrouve pas chez les mylabres ; ceux-ci dans les mêmes conditions de traitement donnent, il est vrai, une matière grasse chimiquement identique, mais dont la coloration est jaune. Je considère cette différence, comme due à un principe diversement coloré suivant les insectes, répandu dans tout leur corps, mais surtout dans les élytres et les parties dures de l'animal ; matière inerte pouvant offrir une certaine analogie avec la chlorophylle des végétaux, d'ailleurs dépourvue de toute action vésicante.

Si quelques auteurs ont prétendu que la matière grasse verte des cantharides est épispastique, c'est qu'ils n'étaient point encore parvenus à la débarrasser complétement de légères traces de cantharidine qui suffisent

Lissonde.   3 pour lui communiquer une grande activité; j'ai fait plusieurs expériences à ce sujet, et puis dire que l'innocuité des matières grasses verte ou jaune, bien épurées, n'est pas même douteuse.

Après avoir épuisé les cantharides par le chloroforme, si on les soumet à l'action dissolvante de l'alcool, on obtient une teinture jaune-brune, qui évaporée en consistance d'extrait, laisse un résidu soluble dans l'alcool, insoluble dans l'eau; cette matière grasse fond à 34° et se décompose vers 71° en dégageant d'abondantes vapeurs; elle n'est d'ailleurs nullement vésicante.

Sous le nom de matière noire, on désigne le produit du traitement des cantharides par l'eau bouillante: produit très-complexe, composé de matière extractive associée à certains principes inorganiques, sels de chaux de magnésie, dissous à la faveur de l'acide acétique, comme l'a fait voir Robiquet.

La partie cornée de l'insecte, ce qu'on appelle souvent son squelette externe, est formée par une substance particulière, la chitine, bien distincte de l'épiderme des animaux vertebrés, et caractéristique des articulés (insectes, arachnides, crustacés): pour l'obtenir, j'ai suspendu par un fil de platine dans un bain de potasse caustique, soit cantharides, soit mylabres, et après un contact prolongé, avec l'aide de la chaleur, la matière animale s'est détruite pour ne laisser que la chitine, substance solide, transparente, insoluble dans l'acide nitrique, et dont le poids représente environ le 1/8 du poids total de l'insecte.

Après avoir passé en revue les travaux antérieurs sur les vésicants, après avoir ajouté quelques faits nouveaux à leur histoire chimique, j'arrive enfin à l'étude de ce principe, auquel ils doivent leur activité et leur action toute spéciale.

CHAPITRE III.

DE LA CANTHARIDINE.

Découverte par Robiquet en 1810, la cantharidine constitue le principe actif des insectes vésicants : elle est inodore, incolore, d'une redoutable énergie sur l'économie animale ; 0^g,001 appliqué sur la lèvre donne lieu à des accidents rapides de vésication.

Cette substance se présente tantôt en lamelles micacées, comme on l'obtient par l'évaporation d'une solution chloroformique, tantôt en aiguilles allongées, qui, vues au microscope, apparaissent formées par des prismes droits à base rhomboïdale.

La cantharidine est très-volatile : elle émet des vapeurs à toute température, fond à 212°, et se sublime alors en beaux cristaux dont la forme géométrique est identique à celle obtenue par solution alcoolique ; elle est inflammable, et brûle avec une flamme fuligineuse sans laisser de résidu sur une lame de platine. La sublimation d'un produit aussi actif, aussi dangereux, n'est point sans demander quelques précautions ; on ne saurait trop se mettre en garde contre les vapeurs de cantharidine, dont quelques traces suffisent pour déterminer de graves et douloureux accidents d'inflammation ; voici d'ailleurs pour cette opération un procédé aussi sûr que facile, et qui donne d'excellents résultats. On fait choix de deux capsules en porcelaine, pouvant exactement s'adapter bord à bord, et qu'on sépare entre elles par un diaphragme en papier Joseph percé de petits trous ; dans la capsule inférieure on introduit la cantharidine mélangée avec du sable desséché ; on lute les bords, et, ainsi disposé, ce petit appareil est porté sur un bain de sable dont un thermomètre fait connaître la température ; vers 210°, la cantharidine se volatilise, et ses vapeurs, traversant le diaphragme, viennent se condenser à la partie supérieure. On obtient ainsi de belles aiguilles, très-fragiles, mesurant quelquefois jusqu'à 0^m,025 de longueur.

La cantharidine est soluble dans la plupart des dissolvants carburés : le chloroforme, la benzine, l'acétone, les huiles fixes et essentielles, et en général tous les corps gras ; l'éther et l'alcool à froid en retiennent une certaine proportion ; toutefois, en présence des matières grasses et colorantes des insectes, l'action dissolvante de ces deux liquides est considérablement augmentée : l'eau pure dans laquelle la cantharidine est insoluble présente ce même phénomène lorsqu'elle renferme une certaine quantité de matière extractive.

L'insolubilité de la cantharidine dans le sulfure de carbone est complète : cette particularité permet de la séparer facilement, avec rapidité, des matières grasses et colorantes qui l'accompagnent dans le traitement des insectes vésicants, et de simplifier beaucoup le procédé d'obtention.

J'ai cherché à déterminer l'action de la cantharidine sur la lumière polarisée ; on peut dire qu'elle est nulle ; une solution chloroformique au 1/30e est restée sans produire la moindre déviation, le plus faible changement de teinte.

La cantharidine est aussi sans action sur la teinture de tournesol et les réactifs colorés : elle résiste au traitement par les bases puissantes ou les acides les plus énergiques; bouillant, l'acide SO^3, HO semble la dissoudre en petite quantité; mais, par l'addition d'eau ou simplement par le refroidissement, la liqueur se trouble et laisse déposer au fond du matras toute la cantharidine; l'acide azotique, chlorhydrique, même l'eau régale, ne donnent pas un meilleur résultat.

La potasse et la soude ne forment point de combinaison avec la cantharidine, pas plus que l'oxyde d'argent ou de mercure fraîchement précipités de leurs solutions. Cependant, en présence des bases alcalines étendues, il se dissout encore une certaine proportion de cantharidine : l'ammoniaque, au contraire, la précipite de toutes ses dissolutions.

Je ne crois pas inutile de rappeler ici cette énumération des propriétés de la cantharidine, qui, par leur résultat négatif, par leur nature même, pourront servir à une étude nouvelle et mettre sur la voie de la constitution chimique du principe actif des insectes vésicants. Jusqu'à présent, il est permis de le considérer comme un corps cristallisé, neutre; sans action sur la lumière polarisée, les bases ou les acides; résistant d'ailleurs aux principaux agents de la chimie.

Formule de la cantharidine. — Ce n'est point sans intention que j'ai passé sous silence la formule de la cantharidine qu'on est convenu d'exprimer par la notation : $C^{10}H^6O^4$. Telle est, du moins, celle que nous retrouvons dans la plupart des ouvrages de chimie; elle est due à M. Regnault, et, d'après ce chimiste, ne renfermerait point d'azote.

Il m'a paru du plus grand intérêt de reprendre les analyses antérieures et de contrôler par des essais nouveaux l'exactitude d'une question aussi importante que la composition élémentaire d'un corps organique ; j'étais encore indécis, n'osant seul m'engager dans cette voie difficile, lorsque M. le Dr Byasson, pharmacien en chef de l'hôpital du Midi, daigna m'accorder son bienveillant appui et seconder mes premiers efforts. C'est à l'aide de ses conseils éclairés, dans son laboratoire particulier, que j'ai pu poursuivre une longue série d'expériences ayant pour but la détermination de la formule de la cantharidine.

D'après les résultats obtenus, cette substance cristalline doit être considérée comme renfermant de l'azote au nombre de ses éléments simples, contrairement à l'opinion de M. Regnault. Je croyais être le premier à constater ce fait nouveau, lorsqu'en parcourant certaines publications scientifiques récentes, je découvris une nouvelle formule de la cantharidine, due aux savants travaux de M. Liebig, qui regarde le principe actif des vésicants comme un corps azoté : $C^6H^7AzO^6$.

Conformes aux conclusions du chimiste allemand, mes résultats ont trouvé un puissant appui dans l'autorité d'un nom aussi connu dans la science que celui de Liebig. Je vais les faire connaître, en entrant même dans certains détails de pratique qui eussent paru superflus en toute autre circonstance.

On comprendra sans peine qu'avant de procéder à l'analyse, il était important d'assurer la pureté du produit employé, de le débarrasser de toute trace de matière organique qui pourrait faire croire à tort à la présence de l'azote. La cantharidine dont j'ai fait usage a été obtenue par le traitement des cantharides au moyen du chloroforme, lavée plusieurs fois au sulfure de carbone, purifiée par des dissolutions successives dans l'alcool, et enfin, pour plus de sûreté, sublimée à trois reprises différentes. Après ces diverses précautions, il est permis d'ajouter foi aux résultats ultérieurs de l'analyse.

Le procédé que j'ai suivi est généralement connu et tout classique : il consiste à réduire la matière organique en ses éléments simples, au moyen d'une forte chaleur, en présence de la chaux sodée. Les produits de cette décomposition traversent lentement un tube à boules de Liebig, contenant une solution titrée d'acide sulfurique : l'azote est ensuite dosé à l'état d'ammoniaque.

Je crois inutile de décrire l'appareil, qui n'est autre que celui dont on se sert pour le dosage de l'azote en analyse organique. La liqueur acide fut faite au 20°, c'est-à-dire 500 grammes d'eau distillée pour 25 grammes d'acide sulfurique d'une densité égale à 1.83 : il est important de tenir compte de cette densité, afin de pouvoir évaluer plus tard la quantité d'acide monohydraté correspondante.

Analyse.—Je pris alors, tout étant disposé, 0^{gr},40 de cantharidine pure, qui, rapidement mélangée avec une certaine proportion de chaux sodée, fut introduite dans le tube à analyse avec les précautions d'usage. Je commençai tout d'abord par chauffer les deux extrémités du tube au moyen de quelques charbons incandescents, surtout la partie antérieure. Sans cela, il peut arriver que la cantharidine, se volatilisant à une température relativement peu élevée, ne se dégage avant que la chaux sodique n'ait eu le temps d'exercer son action sur elle : d'autres substances, la caféine, par exemple, offrent cette particularité de pouvoir traverser toute la largeur du tube à combustion sans être décomposées.

Quand cette partie de l'appareil est portée au rouge, on avance peu à peu le feu avec ménagement, jusqu'au point où se trouve la matière à détruire; elle se volatilise presque aussitôt sous l'influence de la chaleur. A ce moment, on observe le passage rapide des bulles gazeuses à travers la liqueur sulfurique : la fin de l'opération approche; on active la combustion, et, par un courant d'oxygène, on chasse tous les gaz de l'appareil; on sépare le tube de Liebig, et il ne reste plus qu'à se livrer à l'examen de la liqueur qu'il renferme. Son volume mesurait 23 c. c. dans une éprouvette graduée.

Afin de reconnaître si une modification quelconque était survenue pendant l'opération, je pris un égal volume de la solution mère, 23 c. c.; plaçant alors les deux liqueurs côte à côte, je procédai à leur saturation au moyen d'une solution titrée de potasse à 5 p. 100; dès l'apparition d'une égale teinte bleue, lisant sur la burette alcalimétrique la quantité de liquide respectivement employée, on constate une différence exprimée par 2 c. c. et demi : c'est à dire qu'après l'expérience, la solution active du tube Liebig exigeait 2 c. c. 1/2 de moins qu'au début pour atteindre le même point de saturation.

Cette diminution dans l'acidité de la liqueur ne saurait avoir pour cause la cantharidine; elle-même, en admettant qu'elle eût passé en partie indécomposée, il suffit de se rappeler que cette substance ne possède point de réaction alcaline; il est important dès lors de rechercher et de constater dans le liquide la présence de l'ammo-

niaque, qui est venu neutraliser une certaine proportion
d'acide sulfurique.

A cet effet, une partie de la liqueur fut chauffée dans
un tube avec de la potasse ou de la chaux en excès ; on
obtint ainsi un faible dégagement de vapeurs ammo-
niacales, peu perceptibles à l'odorat, mais rendues par-
faitement manifestes par l'approche d'une baguette im-
bibée d'acide chlorhydrique. Recueillies sur une lame de
verre et examinées au microscope, elles laissèrent aper-
cevoir des cristaux de chlorhydrate d'ammoniaque, iden-
tiques par leur forme à ceux que nous reconnaissons à
ce sel.

Calculant dès lors d'après la densité de l'acide sulfurique employé le poids d'acide monohydraté correspondant, on trouve que 0,40 c. de cantharidine ont fourni
assez d'ammoniaque pour saturer 0,0625 de SO^3,HO ;
d'où l'on peut déduire la proportion d'azote.

On trouve ainsi, en rapportant à l'unité, que 1 gr.
de cantharidine pure renferme 0,0447 d'azote.

Tel est le résultat de ma première analyse. J'ai ré-
pété plusieurs fois cette recherche de l'azote dans les
conditions les plus variées, changeant tour à tour le
poids de la substance, la densité de l'acide, le titre de la
liqueur sulfurique, sans modifier d'une manière sensible le chiffre primitivement obtenu.

C'est ainsi que j'ai pu prendre comme moyenne,
après de nombreux dosages, le chiffre 0,0536, comme
devant représenter le poids d'azote contenu dans 1 gr.
de cantharidine.

A l'analyse élémentaire, on trouve les proportions sui-
vantes dans les éléments constitutifs :

C = 62,95   H = 3,09   AZ = 5,36   O = 28, 60.

Lissonde.   4

En divisant chaque nombre par l'équivalent correspondant on a 0,383 pour l'azote ; et en prenant ce terme comme plus petit commun diviseur, c'est-à-dire en le faisant égal à 1, on arrive à une série de nombres entiers qui ne sont autre chose que l'expression chimique de la cantharidine, ou $C^{27} H^8 AZ O^9$, qui doit faire considérer le principe actif des vésicants comme une substance neutre, cristalline et azotée.

CHAPITRE IV.

EXTRACTION DE LA CANTHARIDINE. — SON DOSAGE CHEZ QUELQUES INSECTES (*Mylabris Sidæ*).

Le procédé de Robiquet pour l'extraction de la cantharidine est aujourd'hui abandonné, il ne reste plus que comme un lointain souvenir auquel l'importance de la découverte conserve encore une certaine autorité. Cette méthode est en effet défectueuse : l'eau et l'alcool froid ne constituent que des dissolvants imparfaits, et offrent en outre le grave inconvénient d'entraîner avec eux une grande quantité d'extractif, de matières étrangères, dont la présence ne peut qu'entraver la suite des opérations.

M. Thierry, de la pharmacie centrale des hôpitaux, fit connaître, en 1835, un nouveau procédé auquel est resté attaché dans la pratique le nom de son auteur, et encore très-usité dans les laboratoires. Il consiste à soumettre les cantharides, grossièrement concassées, à un contact prolongé avec de l'alcool à 80° ou l'éther sul-

furique. La teinture ainsi obtenue est distillée au bain-
marie, et le résidu laisse, par refroidissement, des cristaux de cantharidine, encore impurs, qu'on ne purifie
entièrement qu'après des dissolutions répétées dans
l'alcool bouillant et l'alcool froid.

Quoique supérieur à celui de Robiquet, ce mode
d'opérer offre encore les mêmes défauts, mais en partie
atténués par l'emploi de l'alcool à 80°. Il est une autre
méthode bien plus préférable, basée sur la facile solubilité de la cantharidine dans le chloroforme, et que
M. le Dr Fumouze a fait connaître dans sa thèse sur la
cantharide officinale, il y a deux ans environ.

Laissant de côté la question de priorité qui s'est
élévée à ce sujet entre MM. Fumouze et Mortreux, je
me bornerai à constater les faits. Je dirai tout d'abord
que l'indication du chloroforme n'est point nouvelle;
elle est due à W. Procter qui, en 1851, dosa ainsi
la cantharidine chez divers coléoptères. Son procédé
consistait à traiter les insectes, grossièrement concas-
sés dans un appareil à déplacement, par le chloroforme
et l'alcool; par l'évaporation de la liqueur, il obtenait
un extrait dont il séparait les cristaux de principe actif
au moyen de quelques feuilles de papier Joseph : cette
dernière partie de l'opération laissait beaucoup à désirer.

Dans les conditions les plus ordinaires, la proportion
de cantharidine renfermée dans l'extrait chloroformique
peut être évaluée à un soixantième. Dès lors, on comprend sans peine combien il devient difficile, imprati-
cable même d'appliquer le procédé de W. Procter pour
l'obtention de la cantharidine, alors qu'on opère sur
une grande quantité de matière. Ce ne fut que quelques

années plus tard, en 1854, que M. Mortreux, annonçant l'entière insolubilité de la cantharidine dans le sulfure de carbone, indiqua un moyen très-simple pour la
débarrasser des matières étrangères dans lesquelles elle
se trouvait comme perdue.

Si, au traitement des cantharides par le chloroforme,
nous ajoutons la modification introduite par M. Mortreux, nous retrouvons, sauf quelques légers change-
ments, le procédé donné par M. Fumouze, et que je vais
rappeler d'une manière succincte :

Les cantharides sont d'abord broyées au moulin et
soumises, dans un appareil à déplacement, à l'action
dissolvante du chloroforme pendant vingt-quatre heures ; on répète deux fois cette opération, et les liqueurs
réunies sont distillées jusqu'en consistance d'extrait.

Ce résidu est mélangé avec environ son volume de
sulfure de carbone, qui, entraînant les matières grasses
et colorantes, abandonne la cantharidine tout entière ;
on jette sur un filtre, et il ne reste plus qu'à recueillir
et à purifier par des lavages et des dissolutions successives le produit ainsi obtenu.

Cette méthode pour l'extraction du principe actif des
vésicants est assurément la meilleure ; la marche en est
facile, les résultats excellents, comme j'ai pu m'en con-
vaincre par des essais comparatifs avec les autres procédés. On ne saurait lui reprocher qu'une seule chose,
c'est de nécessiter l'emploi d'un dissolvant tel que le
chloroforme dont le prix élevé limite son usage au seul
traitement des espèces riches en cantharidine. Il existe
cependant une foule d'insectes vésicants, presque sans
valeur commerciale, et qui pourraient avantageusement
être exploités au moins pour l'extraction de la cantha-

ridine, à la condition d'opérer à l'aide d'un liquide
moins coûteux que le chloroforme. La benzine m'a paru
atteindre ce but, préférablement aux autres substances
que j'ai essayées. En la substituant au chloroforme sans
rien changer d'ailleurs dans la pratique, on arrive à
un résultat satisfaisant : l'action dissolvante de la benzine est fortement augmentée en présence des matières
grasses et colorantes, et sa volatilité rend sa distillation
au bain-marie aussi simple que rapide.

Par ses propriétés énergiques, spéciales, la cantharidine est appelée à prendre une place importante parmi
les principaux agents thérapeutiques ; nul doute que
plus tard, dans l'industrie, dans la fabrication spéciale
de ce produit, on ne trouve dans l'emploi de la benzine,
peut-être même des huiles de schiste ou de pétrole, un
heureux succédané du chloroforme, pour l'extraction
de ce principe actif.

Dosage de la cantharidine. — On peut dire que la puissance vésicante de certains coléoptères est en raison di-
recte de leur richesse en cantharidine. Il est facile,
d'ailleurs, de reconnaître par un simple essai si un insecte est doué de propriétés épispastiques. En 1827, le
D' Bretonneau indiqua un procédé d'une grande sensi-
bilité, basé sur l'extrême énergie de la cantharidine,
dont quelques traces suffisent pour produire de rapides
effets : il conseille de traiter l'insecte pulvérisé par
l'éther bouillant, qui, par son évaporation, abandonne
une matière grasse, active, si l'insecte est réellement
vésicant. Dans ce cas, cet extrait, délayé dans quelques
gouttes d'huile, et étalé sur la muqueuse labiale d'un
jeune chien, ne tarde pas à manifester son action par le

soulèvement de l'épiderme, au lieu même de son application.

C'est ainsi que l'auteur a pu constater la propriété vésicante de certaines variétés de cantharides, mylabres ou cérocomes; d'autres après lui sont venus augmenter la série des insectes reconnus épispastiques, et aujourd'hui les espèces en sont nombreuses. M. Farines, de Perpignan, a étudié ainsi le mylabris cyanescens, si commun en Espagne et dans les Pyrénées, insecte qu'il a dit être doué d'une grande énergie; M. Leclerc, le mylabris variabilis, cichorii et d'autres individus de la même famille, etc., etc.

Si l'essai sommaire du D' Bretonneau permet de reconnaître la présence de la cantharidine chez divers insectes, il est insuffisant pour en accuser d'une manière exacte la proportion : il faut, pour cela, avoir recours au dosage, à l'analyse chimique, comme l'a fait M. Procter, en essayant pour la première fois le chloroforme sur le myl. cichorii, la canth. vittata et le mel. vesicatorius.

C'est par l'analyse que j'ai procédé, pour déterminer la richesse en cantharidine de quelques échantillons de cantharides, afin d'en établir la teneur moyenne et apprécier aussi la richesse en principe actif d'un mylabre de la Chine, le mylabris sidæ, dont M. le professeur Alph. Milne Edwards a daigné déterminer les caractères entomologiques.

Ce coléoptère avait été trouvé en très-grande quantité sur les marchés de Londres par MM. Faure et Darrasse, qui en achetèrent un lot assez considérable, autant comme objet de curiosité que pour en apprécier la valeur médicale.

Le mylabris sidæ constitue une belle espèce de mylabre, originaire de la Chine, où il est fort en usage :
comme taille, il est environ deux fois plus grand que le
myl. de la chicorée, dont il se distingue encore par la
forme du corselet et la disparition des raies jaunes sur les
élytres, il donne à l'analyse une moyenne de trois
pour cent de cantharidine, et produit facilement la vésication ; c'est dire assez combien cet insecte est encore
énegique, et combien son introduction dans la pratique
peut offrir d'avantages ; j'ajouterai même que son emploi est assez usité en Allemagne (Soub.)

Voici quel est le procédé que j'ai suivi pour mes dosages de cantharidine : je le donne comme joignant la
plus grande exactitude à la pratique la plus simple :

Je prends 50 grammes des insectes à traiter que je
réduis en poudre grossière au moyen d'un moulin couvert, qui évite ainsi toute cause de déperdition ; cette
poudre est introduite dans une allonge en verre munie
d'un robinet, et laissée en contact pendant douze heures
avec environ son volume de chloroforme ; ouvrant ensuite le robinet, je déplace par une dose nouvelle de
dissolvant, et les liqueurs réunies sont distillées au bain-
marie dans une petite cornue en verre jusqu'en consistance d'extrait mou ; celui-ci, repris par le sulfure
de carbone et jeté sur un filtre, abandonne la cantharidine dans un état de pureté déjà assez grand pour
pouvoir en déterminer le poids.

Comme valeur moyenne prise sur seize échantillons
de cantharides, en bon état de conservation, j'ai trouvé
4gr,60 pour mille ; je crois, en effet, comme l'a dit aussi
M. Fumouze, que le nombre 5, qui se répète dans tous
les ouvrages comme devant représenter la teneur des

cantharides en principe actif, est trop élevé; si certaines
espèces, rares d'ailleurs, en renferment 5 grammes
par kilog., il faut reconnaître que d'autres n'en contiennent que 3 ou 4, et même quelquefois moins;
il est plus que probable que, dans ce dernier cas, les
cantharides ont dû avoir subi l'action de certains agents
qui en ont altéré la valeur.

M. Byasson avait eu la bonté de me remettre, comme
objet d'étude nouvelle, quelques grammes de mel. proscarabée, récoltés dans les Pyrénées; le peu de matière (3 gr. 45) m'a empêché d'en déterminer la valeur
exacte en cantharidine; mais j'ai tout lieu de croire,
d'après des expériences pratiques, que cet insecte doit en
contenir une assez grande proportion; je me propose,
d'ailleurs, de terminer plus tard ce genre de travail
sur quelques insectes vésicants indigènes, et de dresser
le tableau comparatif de leur richesse en cantharidine.

CHAPITRE V.

LOCALISATION DE LA CANTHARIDINE.

Les anciens avaient les premiers remarqué que, dans
les insectes dont ils faisaient usage comme vésicants,
certaines parties seules étaient douées de vertus épispastiques, tandis que les autres en étaient à peu près
dépourvues.

Hippocrate, en ordonnant à l'intérieur les cantharides, à la dose de deux ou trois, recommandait de leur
couper la tête et les pattes, auxquelles il refusait toute

activité. Galien allait plus loin encore, lorsqu'il prescri-
vait ces mêmes parties comme un antidote destiné à
combattre l'influence des parties molles sur la vessie
et les voies urinaires.

Les effets physiologiques et l'analyse chimique sont
d'accord pour démontrer ce fait que, dans l'abdomen,
réside la plus grande puissance vésicante et aussi la
presque totalité de la cantharidine contenue dans l'insecte : pour le constater, il n'y a qu'à composer deux
masses emplastiques, l'une avec les parties dures, l'autre avec les parties molles, et à les appliquer sur la peau
en forme de vésicatoire : on remarque que les dernières
produisent tous les effets d'une vésication rapide, tandis
que les autres donnent à peine lieu à une légère rubé-
faction.

C'est à tort que M. Ferrer a prétendu que la cantharidine se trouvait en plus grande proportion dans la
tête et les antennes.

L'analyse vient d'ailleurs confirmer les résultats de
l'expérience ; si l'on procède au dosage comparatif de
la cantharidine dans chacune de ces parties, on trouve
que :

			Cantharides.	Myl. sidæ.
100 grammes p.	dures ont donné. . . .		0,062	0,040
100 —	molles —		0,783	0,510
Id.	id.	abdomen.	0,500	0,315
Id.	id.	pattes.	0,101	0,098
Id.	id.	tête-thorax.	0,242	0,241
Id.	id.	élytres..	0,015	0,015

Il est à remarquer que dans la cantharide, comme
dans le mylabris Sidæ, et probablement aussi chez les
autres vésicants, les parties dures représentent en poids
sensiblement la moitié du poids total de l'insecte : ainsi
500 gr. de cantharides ont fourni 260 gr. (tête, pattes,

thorax), et 500 gr. de mylabres, 272 de ces mêmes parties. Ce fait explique la forte proportion de cantharidine relatée dans les analyses d'abdomens, alors que ceux-ci se trouvaient avoir été séparés avec soin des parties dures, qui renferment à peine quelques traces de principe actif, et encore proviennent-elles, sans doute, des fibres musculaires qui se trouvent à l'intérieur des membres, ou qui restent adhérentes aux parties cornées de la tête et du thorax ; quant aux élytres, elles sont complétement inertes.

Cette sorte de localisation de la cantharidine dans les parties molles ne saurait être mise en doute : il est une autre question du plus haut intérêt, mais si difficile à résoudre, que devant elle se sont brisés jusqu'à ce jour les efforts des plus grands entomologistes.

On peut en effet se demander si la cantharidine n'affecte pas dans l'insecte un siége particulier, un organe central de production, comme le foie secrète la bile, pour la déverser ensuite par un système de vaisseaux propres dans l'économie ; comme les glandes nectarifères produisent le miel chez les abeilles.

M. Ferrer, dans sa thèse à l'École de médecine, semble bien admettre un appareil spécial dans lequel s'élaborerait la cantharidine ; mais rien dans son travail ne vient confirmer cette assertion qui peut être considérée comme une pure hypothèse. De nombreuses tentatives ont été faites dans le but de découvrir cette origine encore inconnue d'un poison aussi subtil. Les zootomistes les plus éminents se sont occupés de cette question, et Newport, Bowerbanck, Audoin, M. Edwards, E. Blanchard, Léon Dufour, auxquels l'étude des vésicants doit de si belles découvertes, n'ont encore rien conclu : jusqu'à ce jour le microscope et le scalpel sont restés impuissants devant ce mystérieux travail de la nature. Toutefois, il est à supposer qu'un organe central de production n'eût pas échappé aux minutieuses investigations tentées pour le découvrir. On a prétendu que l'alimentation des cantharides, qui affectionnent certains arbres de la famille des fraxinées, n'était pas sans influence sur l'origine de la cantharidine : en admettant ce fait, ce qui reste entièrement à démontrer, comment dès lors expliquer la présence de ce même principe chez des insectes tels que les mylabres qui recherchent les fleurs des synanthérées, tels que les meloës qu'on trouve pour la plupart au milieu des prairies ?

En résumé, la cantharidine, quoiqu'on n'ait pas encore découvert son origine et le lieu de sa formation, se trouve répandue dans l'abdomen et toutes les parties molles : les parties dures en sont dépourvues ; et si elles possèdent encore une faible action vésicante, c'est qu'elles la doivent à une certaine proportion de parties molles adhérentes au squelette externe de l'insecte, et dont il est difficile de les débarrasser.

CHAPITRE VI.

ALTÉRATIONS QUE SUBISSENT LES CANTHARIDES AVEC LE TEMPS. — LEUR MODE DE CONSERVATION.

Chacun sait que pour soustraire les cantharides aux causes d'une rapide décomposition, il est d'usage de les dessécher, soit à l'étuve, soit encore à l'air libre : cette dernière opération est bien préférable; car exposer les insectes vésicants à l'action d'une température élevée, c'est faciliter beaucoup la déperdition d'un principe aussi volatil que la cantharidine.

J'ai cherché à établir quelle est la perte que subissent les cantharides par l'action d'une forte chaleur, et en comparant la progression toujours croissante des différences obtenues par l'analyse, il est facile de constater que la proportion de cantharidine diminue avec la température et avec la durée de chauffe; ainsi :

100 gr. d'insectes récents, dosant 0,335 de cantharidine, n'ont donné, par une température constante de 95°, après seize heures de séjour à l'étuve, que 0,280 de principe actif;

100 gr. du même échantillon, pendant le même temps, avec une chaleur de 115°, ont donné 0,215;

Et 100 gr. chauffés pendant dix heures, à 130°, ont fourni 0,185 de cantharidine : à peine seulement la moitié de leur valeur primitive.

Voilà pourquoi il serait préférable, pour la conservation des cantharides, afin de n'altérer en rien leurs propriétés, de les exposer tout simplement sur des claies,

à l'action d'un vif courant d'air sec, qui, en facilitant
l'élimination de l'eau qu'elles renferment, n'affaiblirait
nullement leur richesse en cantharidine, et leur vertu
médicale.

Je n'ignore pas que l'emploi de l'étuve offre l'avantage de détruire les larves et divers insectes, dont les
cantharides deviennent la proie au bout d'un certain
temps; mais c'est là un avantage plus apparent que
réel; car retarder un mal n'est point l'annihiler, et il
est de toute certitude que les cantharides, qu'elles aient
ou non subi l'action de la chaleur, finissent toujours
par tomber en vermoulures, et il est facile d'y retrouver
les débris des insectes destructeurs.

Si, en effet, on examine à la loupe le corps d'une cantharide atteinte de vétusté, on aperçoit son intérieur
ravagé, réduit en poussière, de telle sorte qu'il ne reste
bientôt plus que l'enveloppe cornée de l'animal: c'est
là l'œuvre de certains insectes et acariens que M. Fumouze a fort bien observés, et à la description desquels
il a consacré quelques pages importantes de sa thèse.
L'auteur compte ainsi divers insectes appartenant pour
la plupart aux genres Dermestes, Ptinus, Anthrenus.
Quant aux acariens, il y en aurait, d'après lui, au moins
cinq espèces; le glyciphagus cursor, le glyciphagus
spinipes, le cheyletus eruditus, le tyroglyphus longior et
le tyroglyphus siculus, pour la première fois signalé.

Je crois inutile de m'étendre davantage sur cet inté-
ressant sujet d'histoire naturelle si bien traité d'ailleurs
par M. Fumouze; deux entomologistes distingués,
MM. les professeurs Robin et Al. Laboulbène, ont fait
connaître (*Ann. Soc. entom.*) de curieux détails sur les
caractères distinctifs, les transformations successives

de ces petits êtres qui échappent à l'œil nu, et qui cependant détruisent les parties molles des insectes avec une étonnante rapidité; je m'arrêterai donc, pour examiner quelle doit être maintenant la valeur médicale des cantharides ainsi ravagées. Ont-elles perdu de leurs propriétés, et les vermoulures possèdent-elles encore la vertu vésicante dont jouissait l'insecte entier?

Je touche ici à une question médico-pharmaceutique longtemps débattue, et qui a toujours soulevé les avis les plus contradictoires. Audouin, Duméril, Limouzain-Lamothe, reconnaissaient une grande activité aux vermoulures des cantharides; mais d'autres praticiens leur refusaient tout pouvoir vésicant, se basant sur ce qu'elles n'étaient qu'un produit de destruction, d'où les insectes étrangers avaient dévoré la cantharidine.

Je crois que les auteurs se sont trop occupés des avaries qu'ils avaient sous les yeux, délaissant ainsi de rechercher une autre cause à cet affaiblissement graduel des cantharides.

Tout d'abord, je dirai qu'il en est des cantharides vieilles comme de toute chose sur laquelle le temps a passé, elles ne valent plus ce qu'elles valaient aux premiers jours de leur existence; mais ici, à l'influence des années, aux désordres occasionnés par les insectes, vient se joindre une cause de destruction bien autrement désastreuse, je veux parler de l'action de l'humidité sur les insectes vesicants. Sans ce nouvel agent, les vermoulures seraient aussi actives que l'insecte luimême, car celles-là seules sont sans effet, qui ont subi l'atteinte d'une atmosphère humide. De là les opinions contraires des auteurs, attribuant aux cantharides, les uns une certaine activité, les autres une innocuité parfaite.

Voici une expérience qui vient confirmer cette assertion.

Après avoir établi la richesse en principe actif d'un bel échantillon de cantharides, soit 0,430, j'en ai rempli six flacons à large ouverture, d'un même volume, dont trois furent placés en un lieu sec, tandis que les autres furent laissés à la cave de manière que l'humidité pût bien pénétrer leur masse.

Au bout de cinq mois, procédant à l'examen de ces vases, je constatai dans chacun une abondante poussière, dont le poids était presque semblable dans chaque flacon sec, mais d'un tiers moins élevé que dans les flacons exposés à la cave. Les vermoulures des vases secs donnèrent comme moyenne des trois analyses 0,385 de cantharidine, les autres seulement 0,255, c'est-à-dire une perte en principe actif exprimée par 0,152 de différence.

D'autre part, ayant composé deux masses emplastiques avec une certaine quantité de vermoulures ainsi obtenues, je les appliquai sur la peau de quelques malades pour en observer l'effet épispastique : dans les deux cas il y eut formation d'un vésicatoire, mais avec une grande différence dans la durée de l'application. Les cantharides qui avaient subi l'action de l'humidité ne manifestèrent leur action épispastique qu'après vingt-huit heures de contact, et avec bien moins d'énergie que les autres.

Je conclus de ces résultats : 1° que les animaux destructeurs, tout en ne ravageant que les parties molles, ne mangent nullement la cantharidine; 2° que l'humidité est la principale cause de la perte des propriétés des insectes vésicants; 3° que, sans elle, les vermoulures obtenues possèderaient une grande énergie, et que leur teneur en cantharidine serait presque celle de l'insecte à l'état sain et complet. Comment intervient l'humidité, quelle est son action? On l'ignore encore. Peut-être vient-elle favoriser dans la masse des insectes une sorte de fermentation animale, de décomposition lente, ayant pour résultat la disparition de la cantharidine et par contre un affaiblissement notable dans les propriétés vésicantes.

M. Fumouze cite un cas particulier d'après lequel des cantharides fort anciennes, n'ayant point donné de principe actif à l'analyse, auraient cependant manifesté une certaine action épispastique. Je dois le dire, je ne me suis jamais trouvé en présence d'un cas semblable. toutefois, on peut expliquer ce fait étrange en admettant que l'insecte, après avoir perdu sa cantharidine, en contient encore quelques faibles traces insensibles à l'analyse chimique, mais suffisantes pour produire un léger effet après un contact prolongé. Il est certain qu'un insecte n'est vésicant qu'autant qu'il renferme le principe vésicant, comme le démontre d'ailleurs l'expérience.

Il est facile maintenant de se rendre compte du peu de succès obtenu par l'emploi de certaines substances dans le but de préserver les cantharides des ravages auxquels elles sont sujettes : le mercure, la benzine, le camphre, l'acide phénique, l'essence de térébenthine, ont été employés sans bon résultat ; ces substances font bien périr la plus grande partie des insectes destructeurs, mais elles ne peuvent soustraire les cantharides à

l'action des agents atmosphériques : de là cet insuccès
dés préservatifs préconisés, et cet affaiblissement toujours croissant des vertus épispastiques.

On peut cependant éviter, ou du moins atténuer
beaucoup cette cause de déperdition, qui n'est autre
que l'humidité. Pour cela, on commence par tasser les
cantharides dans de vastes caisses, closes de toutes parts,
de manière à intercepter le passage de l'air ambiant :
on les dépose alors dans un lieu approprié, bien sec.
C'est par ce simple procédé que les grandes maisons de
droguerie, où l'on trouve souvent de grands approvi-
sionnements de cantharides, entretiennent ces insectes
dans un état parfait de conservation : au bout de longues années, ils ont à peine perdu de l'activité qu'ils
possédaient au premier jour de leur récolte.

CHAPITRE VII.

ACTION DE LA CANTHARIDINE SUR L'ÉCONOMIE ANIMALE.

La cantharidine est une substance douée de la plus
grande énergie : son action sur l'organisme rappelle
celle des cantharides, mais avec une tout autre inten-
sité : d'après mes expériences, 0,05 centigr. de ce principe représenteraient comme activité environ 8 gram.
de poudre : on comprendra sans peine que ce rapport
peut varier suivant la richesse même des insectes qu'on
a pulvérisés.

La cantharidine agit d'autant mieux qu'elle se trouve
dans un état plus complet de dissolution : le chloroforme

est son meilleur véhicule, ainsi que les huiles et tous
les corps gras en général. Dissous et appliqué sur la
peau, le principe actif des vésicants donne bientôt lieu
à des accidents d'inflammation locale, de vésication pro-
fonde, caractérisés par le soulèvement de l'épiderme,
avec collection d'une certaine sérosité, jaune-citrin,
très-albumineuse et alcaline : cette dernière propriété
peut expliquer pourquoi, comme j'en ai fait l'essai, la
liqueur séreuse est encore vésicante : dans ces conditions, à la faveur des principes alcalins du sérum, il
doit se dissoudre une certaine proportion de cantharidine. Cette application externe ne détermine pas seulement des accidents épispastiques, limités dans leur
énergie; souvent elle détermine une action générale sur
l'économie et exerce une influence douloureuse toute
particulière sur les voies urinaires : administrée à l'intérieur, la cantharidine agit d'une manière encore plus
intense, plus rapide; à haute dose, elle devient un poison violent : 0,025 millig. suffisent pour donner la mort
à un chat, à un lapin; et 0,25 font périr un chien de
forte taille.

Il est à remarquer que les animaux ainsi intoxiqués
succombent, non tant à cause de lésions organiques,
souvent sans gravité, que par une action générale qui
vient porter le plus grand trouble dans les fonctions
vitales.

On doit reconnaître à la cantharidine deux effets
distincts : l'un, dynamique, vésicant, se produisant
par le contact immédiat; l'autre, hyposthénisant,
sédatif même, offrant une certaine analogie avec l'action des cyaniques.

On remarque, en effet, chez un animal soumis à

l'action de la cantharidine, une série de phénomènes, qui peuvent offrir une certaine analogie avec les symptômes de l'empoisonnement par l'acide prussique dilué: ainsi, au début, une surexcitation toute passagère, il se produit bientôt une grande dépression physique ; les fonctions perdent de leur activité ; la température s'abaisse, les mouvements du cœur se ralentissent, puis survient une période convulsive, au milieu de laquelle meurt l'animal dans un grand état de prostration.

I. Un jeune chat, auquel j'avais fait avaler 0,025 de cantharidine cristallisée, ne sembla tout d'abord ressentir aucun dangereux symptôme ; un quart d'heure après il parut en proie à une vague inquiétude, — stupeur, abattement progressif, tremblement des membres, — paralysie partielle : l'animal retombe malgré ses efforts pour se tenir debout : selles sanguinolentes, point d'émission d'urine ; il mourut enfin dans un accès convulsif, quatre heures après l'ingestion du poison.

II. 0,014 m. de cantharidine, dissoute au moyen du chloroforme, furent absorbés par un lapin, en injection sous-cutanée (cuisse) : l'animal succomba cinq heures après, en présentant les mêmes phénomènes d'intoxication. Dans la plupart des cas, la roideur cadavérique survient sitôt après la mort.

A l'autopsie, faite avec M. Schouppe, interne des hôpitaux, nous ne pûmes constater qu'une inflammation généralisée : à la coupe, les reins semblaient un peu plus congestionnés qu'à l'état normal, sans aucune lésion de l'épithélium rénal : M. le professeur Vulpian, qui daigna les examiner à son tour, ne remarqua qu'une très-légère injection des bassinets ; rien dans les tubuli. Cependant j'ai pu observer, dans le cas d'ingestion de la cantharidine, outre l'irritation de la muqueuse stomacale, des ecchymoses, des ulcérations même, produites sans doute par le contact immédiat du principe vésicant.

Quoi qu'il en soit, on ne saurait attribuer à ces accidents seuls, la mort d'un animal en un laps de temps aussi court que celui qui accompagne l'administration de quelques milligrammes de cantharidine : il doit se produire, sous son influence, des phénomènes d'intoxication, pouvant déterminer la mort avec rapidité.

De même que les cantharides, le principe actif exerce une action des plus caractéristiques sur les voies urinaires : son emploi dans la pratique médicale est souvent accompagné d'accidents douloureux dans la vessie, quelquefois de cystite aiguë et même d'hématurie : l'urine est d'une émission difficile, brûlante au trajet, sanguinolente, comme il m'est arrivé de le constater au milieu de mes travaux sur la cantharidine : les voies urinaires sont en effet, avec la peau, les principaux organes de l'élimination de cette substance; si l'on recueille l'urine, les reins, la vessie d'un animal empoisonné, qu'on les traite par le chloroforme, celui-ci acquiert la propriété de déterminer une certaine vésication, effet manifeste de la présence de la cantharidine.

En traversant les voies urinaires, outre les symptômes d'irritation générale qu'elle détermine dans cette région, la cantharidine provoque parfois une albuminurie passagère indiquée par plusieurs auteurs : ce phénomène doit avoir pour origine une lésion du rein, qui se forme peu à peu, lorsque le poison a été administré à faible dose et pendant un certain temps : au contraire, lorsque la cantharidine est administrée tout d'un coup à dose toxique, on ne retrouve pas trace de modification dans les tissus rénaux. Dans ces circonstances, le Dr Vulpian, à qui j'avais fait remettre, par l'intermédiaire de M. Schouppe, les reins d'un lapin mort sous l'action de 0,015 de cantharidine, n'a pu constater qu'une légère inflammation, sans lésion apparente. Il est à supposer que, dans ce cas, la rapidité d'action du poison qui entraîne la mort ne permet point à la lésion de se former comme lorsque son influence est lente et graduelle.

L'absorption de la cantharidine est des plus rapides : pour expliquer l'introduction, dans l'économie, de cette substance insoluble, M. Mialhe admet qu'elle forme avec les principes alcalins du sang une combinaison soluble ; ainsi entraînée dans la circulation générale, elle atteindrait enfin les voies urinaires, les reins, où, rencontrant une sécrétion acide, le sel cantharidien se trouverait décomposé ; et la cantharidine, mise ainsi en liberté, manifesterait d'autant mieux son action inflammatoire et douloureuse.

Cette théorie est aussi savante qu'ingénieuse ; seulement il me paraît difficile d'admettre que la cantharidine, qui est un corps dépourvu de toute affinité chimique, qui résiste aux réactifs les plus énergiques, puisse ainsi se combiner avec autant de facilité dans l'économie. Sachant que cette substance se dissout, quoique en faible proportion, dans une solution alcaline étendue, il me semble plus probable que c'est ainsi qu'elle est peu à peu absorbée, qu'elle circule dans les vaisseaux pour arriver aux organes d'élimination, dont l'acidité, en saturant l'alcali, lui rend toutes ses propriétés irritantes.

Quoi qu'il en soit, c'est avec raison qu'on administre les alcalins, le bicarbonate de soude, à la dose de 8 à 10 grammes, pour neutraliser, atténuer au moins les effets douloureux des préparations cantharidiennes : outre l'action propre au sel sodique, la quantité de tisane ou d'eau absorbée ainsi, en traversant les voies urinaires, rafraîchit ces organes, et l'évacuation de la sécrétion rénale est bien moins sensible au trajet.

Quant au camphre, c'est un peu par habitude qu'on l'emploie dans l'application des vésicatoires : son efficacité est encore assez douteuse, à moins qu'il n'exerce une certaine influence anaphrodisiaque, d'après cet aphorisme de l'école de Salerne : « Camphora per nares cas- « trat odore mares. »

Jusqu'à présent, il est facile de reconnaître que l'action de la cantharidine est celle des insectes eux-mêmes, portée à un degré bien supérieur d'acuité : il est cependant un phénomène particulier que produisent les cantharides et auquel ne donne point lieu la cantharidine : je veux parler de leur curieuse influence sur les organes génitaux.

Chacun le sait, et dans cette croyance réside souvent la cause de graves accidents : les cantharides possèdent en elles un certain pouvoir génésique, tout en excitant l'appétit vénérien : il n'en est rien de la cantharidine. Pendant mes travaux, exposé tour à tour aux vapeurs cantharidiques et à la poussière des insectes, j'ai éprouvé dans les deux cas les symptômes les plus douloureux, soit comme inflammation locale, soit comme action sur les voies urinaires : j'ai pu ainsi m'assurer que les cantharides possèdent une vertu aphrodisiaque, dont leur principe actif est dépourvu : ce n'est point là un fait isolé, observé sur un seul individu. Bretonneau avait cru remarquer déjà cette différence de propriétés, et dans mes fonctions d'interne en pharmacie, à l'hôpital du Midi, j'ai pu, dans divers cas, sur différents malades, étudier l'action comparative des cantharides et de la cantharidine sur les organes génitaux.

A ce curieux phénomène on peut encore donner une explication : l'insecte renferme en lui un élément dont la cantharidine est totalement privée, et auquel devait être attribuée la vertu aphrodisiaque : c'est l'huile essentielle signalée par Robiquet, entrevue par Orfila, qu'on obtient par la distillation des cantharides au moyen de l'eau ; c'est à ce principe qu'il faudrait accorder l'odeur âcre et nauséabonde des cantharides. Analogue par sa composition à certaines essences végétales, elle en aurait aussi quelques propriétés, et nous savons assez combien la rhue, la sabine, l'absinthe, par l'huile volatile qu'elles contiennent, exercent une action manifeste sur les organes génito-urinaires.

Telles sont les principales propriétés de la cantharidine sur l'économie animale : aussi tels sont les phénomènes physiologiques auxquels donne lieu l'administration de cette substance, soit comme topique, soit prise à l'intérieur ; j'ajouterai que son action se fait généralement sentir chez les animaux d'un ordre inférieur à celui des mammifères : les poissons, les grenouilles résistent plus longtemps à ses effets toxiques, mais ne tardent pas à succomber.

On a prétendu que les insectivores, et spécialement le hérisson (erinaceus, L.), pouvaient impunément manger des cantharides sans en être incommodés ; mais, pour établir ce fait, dit M. Bouchardat, il faudrait des expériences bien instituées, et qui chasseraient toute incertitude; car jusqu'à présent il est permir de le mettre en doute.

CHAPITRE VIII.

EMPLOI MÉDICAL DE LA CANTHARIDINE. — TOXICOLOGIE. — SA
RECHERCHE DANS LE CAS D'EMPOISONNEMENT.

Je l'ai dit en commençant, l'usage des insectes vésicants, comme agents de guérison, remonte à la plus haute antiquité : de nos jours leur emploi est encore très-fréquent en médecine.

A l'extérieur, les cantharides constituent l'épispatique par excellence : on les ordonne encore, soit en teinture, soit en liniments composés, chaque fois qu'il s'agit de produire une vive excitation, ou réagir contre l'atonie de certains organes affaiblis.

A l'intérieur les cantharides ont été surtout administrées dans diverses maladies des voies urinaires : Richard, Mead, Robertson, en Angleterre; Leroy, Cazenave, Rayer, Trousseau en France, les ont tour à tour préconisées, sous différentes formes pharmaceutiques, contre le catarrhe vésical, les gonorrhées rebelles, l'albuminurie et même certaines affections cutanées, telles que l'eczéma, le psoriasis, qui ont cédé parfois devant un traitement continu.

Je ne parlerai point de la cantharide comme aphrodisiaque : à ce titre elle entrait dans la confection de quelques préparations secrètes (diabolini de Naples) philtres amoureux, dont les imprudents payaient la puissance factice au prix de leur santé et de leur vie.

Malgré sa grande activité, malgré la rapidité de son action, la cantharidine est en quelque sorte jusqu'à ce jour restée sans application médicale : c'est à peine si l'on trouve dans Soubeiran une formule, restée probablement sans emploi. M. le docteur Laboulbène me paraît être le premier qui ait expérimenté d'une manière suivie, méthodique, non-seulement l'action locale, vésicante, de la cantharidine, mais encore ses effets généraux sur l'économie animale : cet éminent praticien se propose d'ailleurs de faire connaître avant peu les résultats qu'il en a obtenus dans diverses circonstances.

Dans la pratique, l'emploi de la cantharidine offre certains avantages que ne présentent point les cantharides pour la confection des médicaments dont elles sont la base. Il est aisé de comprendre que l'application thérapeutique des insectes vésicants, très-variables dans leur teneur en cantharidine, ne peut présenter toutes les garanties de sécurité que doit offrir une préparation médicale, surtout quand il s'agit d'une substance aussi dangereuse que les cantharides : ainsi j'ai dosé deux extraits, préparés avec des cantharides de date et de provenance différentes, et j'ai constaté que les poids respectifs du principe actif qu'ils renfermaient devaient être exprimés entre eux par le rapport 2/5 : il en est souvent de même pour la poudre, la teinture, etc.

Dès lors, quelle foi le médecin peut-il avoir dans l'action d'un médicament aussi infidèle dans sa valeur, et dont l'administration peut entraîner les plus graves accidents? ne vaudrait-il pas mieux dans divers cas, alors que les cantharides ne sont pas spécialement indiquées, leur préférer l'emploi de la cantharidine? Soluble dans l'axonge, les huiles grasses et essentielles, l'alcool, l'éther, le chloroforme, elle présente un moyen facile de l'immiscer aux nombreuses formes pharmaceutiques : on aurait ainsi un médicament titré, dosé dans son énergie, et dont on pourrait à volonté graduer les effets :

I. Au moyen de l'alcool, il serait facile d'obtenir une solution dont chaque gramme représenterait exactement 0,001 de cantharidine.

II. Dans les mêmes proportions, l'axonge, l'huile d'olive donneraient une pommade et une huile médicinale d'une activité constante.

III. Une solution chloroformique au 1/30 serait un moyen commode d'obtenir une prompte vésication, comme j'ai pu souvent l'expérimenter dans les services de l'hôpital du Midi où l'application de vésicatoires était fréquemment ordonnée : mais comme agent de vésication, rien ne saurait remplacer un sparadrap, une toile emplastique, à base de cantharidine : voici d'ailleurs une formule que j'ai trouvée, après quelques tâtonnements et qui donne d'excellents résultats :

R. Cire blanche.	45
Huile d'olive	28
Térébenthine.	24
Camphre	1
Cantharidine.	2
	100

Faites fondre la cire à une douce chaleur : ajoutez à la fin seulement les trois dernières substances ; agitez et laisser refroidir un petit instant ; coulez alors ou étendez au pinceau cette masse emplastique sur des bandes de toile, disposées à cet effet.

Par son application sur la peau, ce sparadrap détermine en quelques heures le soulèvement de l'épiderme, et offre tous les caractères d'un bon vésicant : il se conserve sans altération; et son activité, sa rapidité d'action devraient en faire généraliser l'emploi.

Telles sont les principales formes pharmaceutiques auxquelles on peut facilement soumettre la cantharidine : elles offrent le grand avantage d'être constantes dans leurs effets thérapeutiques comme elles le sont dans leur richesse en principe actif.

Toxicologie. — *Recherche de la cantharidine dans le cas d'empoisonnement.*

La cantharidine, par sa violente énergie peut devenir, en des mains ignorantes ou criminelles, la cause de graves accidents, même un instrument de mort : elle ne le cède en rien par ses effets toxiques aux poisons les plus redoutables : quelques centigrammes amènent la mort d'un animal de forte taille, et cette dose causerait chez l'homme une perturbation mortelle : le Dr Aguzzoli rapporte qu'en 1834, un étudiant succomba par l'ingestion de 0,15 c. de cantharidine.

Les empoisonnements par cette substance sont assez rares ; il n'en est pas de même des cantharides : le plus souvent ces insectes ont été administrés à l'intérieur dans le but de provoquer une certaine excitation des organes génitaux, ou de déterminer chez autrui un désir vénérien. Il faut rapporter à l'ignorance, plutôt qu'à une intention réellement criminelle, cette foule d'accidents, auxquels donne lieu chaque année l'emploi des cantharides comme aphrodisiaques. Quelquefois aussi, mais bien rarement, l'empoisonnement peut avoir une tout autre cause, une erreur, une méprise.

Les symptômes d'une intoxication par les cantharides, le mode, la recherche du poison, se trouvent tout au long décrits dans les divers traités de chimie légale; M. Poumet a fait connaître un moyen ingénieux pour retrouver les fragments d'élytres qui peuvent être restés soit dans l'estomac, soit dans l'intestin; procédé qui consiste à insuffler ces organes et à les regarder par transparence.

Quant à la recherche chimique en elle-même, elle n'a pour but que de constater par une expérience physiologique, la présence ou l'absence de propriétés vésicantes, dans l'extrait gras qu'on obtient, en épuisant les matières suspectes par l'éther sulfurique.

Ce procédé laisse à désirer, en ce sens que l'éther est un mauvais dissolvant de la cantharidine, et qu'il ne donne pas le moyen d'isoler le corps du délit, principe de médecine légale qu'il est utile d'observer autant qu'il est possible. J'indiquerai plus bas, après l'exposé des symptômes de l'empoisonnement, une méthode nouvelle pour la recherche de la cantharidine. Signes d'un empoisonnement par la cantharidine : tout d'abord sensation brûlante dans la bouche et l'arrière-bouche; — inflammation, quelquefois même érosion des muqueuses; — angoisse, inquiétude; — douleurs aiguës dans l'estomac; — vomissements, selles diarrhéiques, sanguinolentes; — urines brûlantes au trajet, souvent hématurie; — abattement progressif, délire, quelquefois accès épileptiformes; — la mort survient alors, soit dans le coma, soit au milieu d'une période convulsive.

A l'autopsie, comme je l'ai déjà dit plus haut, la cause

déterminante de la mort est moins certaines lésions organiques superficielles, que l'action générale que le
poison exerce sur l'économie ; on observera avec soin
les muqueuses de la bouche, et les parois de l'estomac,
dans l'intérieur duquel on pourra peut-être retrouver à
la longue, soit des cristaux entiers de cantharidine, non
encore dissous, soit des eschares, des ecchymoses produites par le contact immédiat de ce toxique vésicant :
le plus souvent les reins sont injectés ; il peut même
arriver que le microscope y décèle une lésion organique ;
si le poison a été administré à faible dose et d'une manière continue.

L'expert doit à la fois tenir compte, et des symptômes
de l'empoisonnement, et des résultats de l'autopsie ;
mais il doit surtout s'attacher à la recherche de la cantharidine :

1° S'il a été donné de retrouver isolé quelque cristal
de la substance ingérée en nature, en examiner avec
soin la forme géométrique (prismes droits à base rhomboïdale), et l'on tentera ensuite l'essai pratique en le
dissolvant dans un corps gras et l'appliquant directe-
ment sur le tissu cellulaire ;

2° Cela fait, on recueille avec soin l'estomac et son
contenu, les reins et la vessie ; et après avoir divisé ces
organes en menus morceaux, on les laisse pendant
douze heures en contact avec du chroroforme en excès :
on peut même faciliter l'action dissolvante de ce mens-
true au moyen d'un bain-marie, sans toutefois dépasser
la température de 40 degrés.

On filtre : et on épuise la matière organique par du
chloroforme bouillant : les liqueurs réunies sont alors
distillées à une douce chaleur.

- On obtient ainsi un extrait gras dont on peut déjà expérimenter l'action épispastique, en l'appliquant sur la peau dépouillée de son épiderme.

Pour isoler la cantharidine, on agite cet extrait avec deux fois son volume de sulfure de carbone, on jette sur un filtre, et l'on obtient la substance toxique, dans un état de pureté assez parfait pour en déterminer le poids et les effets particuliers.

La cantharidine n'ayant pas de réaction propre, au point de vue chimique, il faut avoir recours à l'expérimentation physiologique ; on la redissout dans le chloroforme, l'axonge, ou l'huile, ce qui lui permet de manifester rapidement son action vésicante, au lieu même de son application : pour cela on choisira de préférence la muqueuse labiale, ou le tissu cellulaire mis à nu.

La formation d'une phlyctène remplie d'une abondante sérosité ne peut laisser aucun doute sur la présence de la cantharidine : j'ai pu d'ailleurs, en suivant cette méthode, d'une exécution facile, retrouver des quantités assez faibles de poison.

En terminant, je crois devoir indiquer quelques moyens curatifs destinés à combattre, ou du moins à atténuer les effets d'une intoxication par les cantharides ou la cantharidine. Il importe d'agir avec énergie et promptitude : tout d'abord, on provoquera les vomissements et les selles par l'administration d'un éméto-cathartique dans le but d'expulser au dehors, le contenu de l'estomac et aussi une partie du poison ingéré ; des cataplasmes laudanisés sur l'épigastre, si les douleurs sont trop vives; s'il est possible, sonder le malade et débarrasser la vessie de l'urine qu'elle renferme, et injecter un liquide émollient. On fera prendre au malade des stimulants toniques, vin, café surtout, afin de réagir contre l'état général que détermine l'absorption de la cantharidine, et combattre cette prostration souvent mortelle, qui en est la suite.

En suivant ces quelques indications, en portant un prompt secours, dès l'apparition des premiers symptômes, on pourra encore soustraire le malade à d'atroces ouffsrances, peut-être même à une mort presque certaine ; car, je le répète, la cantharidine est un des toxiques le plus redoutables, et dont l'emploi demande le plus de précautions.

Vu, bon à imprimer,

Le directeur,

BUSSY.

Vu et permis d'imprimer,

Le vice-recteur de l'Académie de Paris,

A. MOURIER.

Paris. A. PARENT, imprimeur de la Faculté de Médecine, rue M -le-Prince. 31.

[illegible]
[illegible]
[illegible]
[illegible]
[illegible]
[illegible]
[illegible]
[illegible]